BEI GRIN MACHT SICH IHR WISSEN BEZAHLT

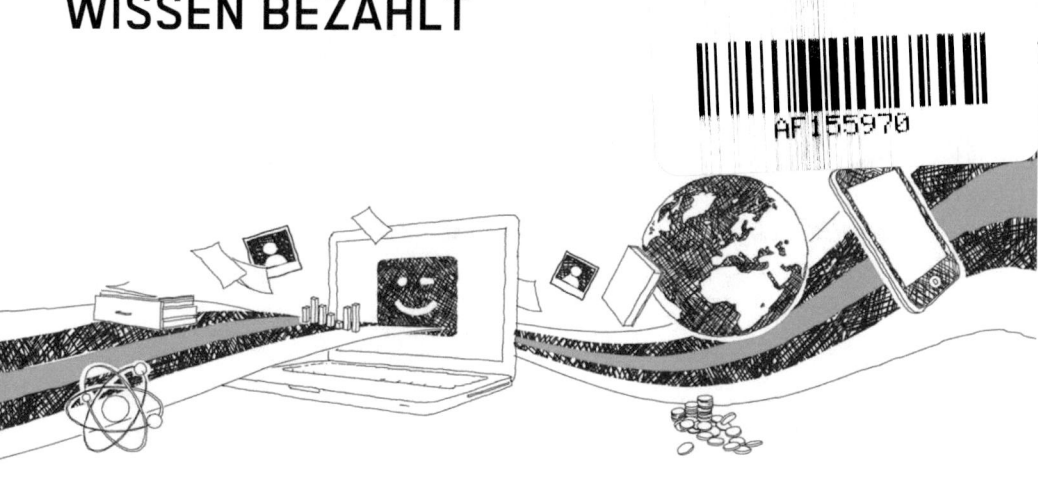

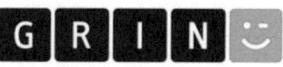

Johannes Sebastian Pott

Diabetes Mellitus Typ 2

Daten, Fakten und Herausforderungen

GRIN Verlag

Bibliografische Information der Deutschen Nationalbibliothek:

Die Deutsche Bibliothek verzeichnet diese Publikation in der Deutschen National-
bibliografie; detaillierte bibliografische Daten sind im Internet über http://dnb.d-
nb.de/ abrufbar.

Impressum:

Copyright © 2011 GRIN Verlag, Open Publishing GmbH
Druck und Bindung: Books on Demand GmbH, Norderstedt Germany
ISBN: 978-3-640-88977-8

Dieses Buch bei GRIN:

http://www.grin.com/de/e-book/170252/diabetes-mellitus-typ-2

GRIN - Your knowledge has value

Der GRIN Verlag publiziert seit 1998 wissenschaftliche Arbeiten von Studenten, Hochschullehrern und anderen Akademikern als eBook und gedrucktes Buch. Die Verlagswebsite www.grin.com ist die ideale Plattform zur Veröffentlichung von Hausarbeiten, Abschlussarbeiten, wissenschaftlichen Aufsätzen, Dissertationen und Fachbüchern.

Besuchen Sie uns im Internet:

http://www.grin.com/

http://www.facebook.com/grincom

http://www.twitter.com/grin_com

Diabetes Mellitus Typ 2

-

Daten, Fakten und Herausforderungen

Datum der Abgabe: 03.04.2011

Erstellt von:

Johannes Sebastian Pott

Inhaltsverzeichnis

1. Einleitung

Diabetes Mellitus Typ 2 ist eine Erkrankung mit zunehmender Prävalenz in Deutschland. Gerade in Wohlstandsgesellschaften zählt der Typ 2 des Diabetes Mellitus zu den häufigsten Zivilisationskrankheiten.

Unter dem Einfluss des demographischen Wandels hin zu einer immer älter werdenden Gesellschaft, wird auch in Zukunft die Inzidenz dieser Erkrankung weiter zunehmen. Auch unter Kostengesichtspunkten ist daher Diabetes Mellitus von hoher Bedeutung für die deutsche Gesellschaft.[1]

2. Medizinische Aspekte

Diabetes Mellitus Typ 2 ist eine Störung des Glukosestoffwechsels (vgl. Baenkler et. al. (2007) S. 371 ff.), die durch erhöhte Blutzuckerwerte aufgrund eines relativen Insulinmangels beschrieben werden kann. Bei Diabetes Mellitus Typ 2 handelt es sich um die häufigste Art von Diabetes-Erkrankungen. Diese Krankheit ist auch unter dem Synonym des „Alters-Diabetes" bekannt, da sie häufig erst in einem höheren Lebensalter auftritt. Die Ursache für die Erkrankung liegt in einem Missverhältnis zwischen der Insulinsekretion, von diesem Hormon wird relativ zu wenig ausgeschüttet, sowie einer fortschreitend schlechter werdenden Insulinwirkung in der Peripherie des Körpers. Zusätzlich kommt es zu einer gesteigerten Glukoseproduktion (Glukoneogenese) in der Leber, was die Problematik der Erkrankung noch weiter verstärkt.

Die umgangssprachliche Bezeichnung des Diabetes Mellitus Typ 2 als „Altersdiabetes" trifft aber zunehmend nicht mehr zu. Durch Bewegungsmangel und ungesunde Ernährung kommt es zu einer Veränderung der Erstmanifestation der Erkrankung in frühere Lebensjahre, so dass heutzutage auch junge Erwachsene schon von dieser Erkrankung betroffen sein können.

An der Veränderung des Eintrittsalters dieser Stoffwechselerkrankung kann man die Abhängigkeit der Erkrankung von den Risikofaktoren erkennen. Zu den empirisch gesicherten Risikofaktoren gehören: Übergewicht, erhöhte Blutfettwerte, Bewegungsmangel, Bluthochdruck und genetische Disposition. Interessant an diesen Risikofaktoren ist, dass alle (bis auf die genetische Disposition) vom Individuum sowohl positiv als auch negativ beeinflusst werden können. Aus diesem

---

[1] Zur besseren Verständlichkeit wird im gesamten Text die männliche Form verwendet. Frauen sind selbstverständlich im gleichen Maße angesprochen.

Grund ist Diabetes Mellitus Typ 2 eine Erkrankung, deren Auftreten durch gezielte Präventionsprogramme sehr gut vermindert werden kann.

Für die Behandlung von Diabetes Mellitus Typ 2 gibt es verschiedene Behandlungsansätze, alle Behandlungsoptionen basieren allerdings auf zwei essenziellen Säulen. Zu aller erst ist hier die Umstellung der Lebens- und Ernährungsgewohnheiten zu nennen. Als Ziel ist eine Reduktion des Body-Mass-Indexes sowie einer Bewegungsleistung von 150 Minuten pro Woche anzustreben.
Die zweite Säule der Therapie ist die medikamentöse Behandlung. Leitliniengerecht werden zu erst orale Antidiabetika eingesetzt, Ziel bei dieser Art der medikamentösen Therapie ist die Erhöhung der Insulinsensitivität. Sollte diese Form der Therapie nicht ausreichen, so greift man auf Insulin zurück, das vom Patienten selber bzw. von einer Pflegefachkraft injiziert wird.

3. Epidemiologische Daten

In der Bundesrepublik Deutschland ist Diabetes Mellitus Typ 2 eine Krankheit mit stetig zunehmender Prävalenz. Allerdings nimmt auch die Zahl der Diabetes Erkrankungen insgesamt, also sowohl Typ 1 als auch Typ 2, zu. Betrachtet man die gesamte Bevölkerung in Deutschland, so liegt die Prävalenz über alle Altersklassen hinweg bei 5 – 6 % (vgl. Robert-Koch-Institut (2005) S. 11 ff.).
Man geht davon aus, dass in Deutschland ca. 8 Millionen Menschen an Diabetes Mellitus erkrankt sind, davon sind ca. 95 % der Erkrankten von Diabetes Mellitus Typ 2 betroffen. Des Weiteren ist die Prävalenz der Erkrankung stark vom Alter und vom Geschlecht abhängig. So steigt die Zahl der Erkrankten ab einem Alter von 50 Jahren stark an. Des Weiteren sind Frauen stärker von Diabetes betroffen als dies bei Männern der Fall ist. Außerdem lässt sich feststellen, dass es eine höhere Prävalenz des Diabetes Mellitus in den neuen Bundesländern gibt als in den alten Bundesländern.
Zwei mögliche Gründe für dieses Phänomen könnten entweder ein höherer Anteil von Übergewichtigen in den neuen Bundesländern sein oder eine von den alten Bundesländern differierende Sozialstruktur, mit einem höheren Anteil von Menschen die zu niedrigeren sozialen Schichten zugehörig sind.
Die zweite Hypothese begründet sich darauf, dass die Prävalenz von Diabetes Mellitus Typ 2 auch maßgeblich durch die Zugehörigkeit zu einer sozialen Schicht bestimmt wird (vgl. Knopf (1999) S. 169 ff.). Hierbei zeigt sich, dass die Prävalenz

von Diabetes Mellitus Typ 2 ansteigt je niedriger die soziale Schicht ist. So sind bei Frauen in der Unterschicht 8,5 % von Diabetes betroffen, in der Mittelschicht sind es 3,4 % und in der Oberschicht 1,6 %. Bei Männern zeigt sich ein ähnliches Bild, so sind dort in der Unterschicht 5,6 %, in der Mittelschicht 3,5 % und in der Oberschicht 2,5 % betroffen. Interessant beim Geschlechtervergleich ist hier allerdings, dass sich bei Betrachtung des sozialen Gefüges ein Unterschied zum allgemeinen Trend zeigt. Sind im Allgemeinen mehr Frauen als Männer von Diabetes betroffen, so sind in der Mittel- und Oberschicht mehr Männer als Frauen betroffen.

Als Begründung für die Unterschiede in der Diabetes-Prävalenz zwischen den verschiedenen sozialen Schichten sind Unterschiede im Lebensstil wahrscheinlich. Wie in Kapitel 2 bereits angesprochen, zählen Bewegungsmangel und falsche Ernährung zu den Hauptrisikofaktoren einer Diabetes-Erkrankung. Ein gesunderer Lebenswandel korreliert aber maßgeblich mit einem höheren Bildungsniveau und eben dieses hängt wiederum maßgeblich vom sozialen Status ab. Daraus ergibt sich, dass je höher das Bildungsniveau ist, desto höher auch die soziale Schicht und desto niedriger die Prävalenz von Diabetes Mellitus ist.

Die Bundesrepublik Deutschland liegt im Bezug auf die Diabetes-Prävalenz im europäischen Vergleich im vorderen Mittelfeld. Daraus lässt sich ableiten, dass Staaten mit einer hohen Dichte an Arbeitsplätzen im Bürobereich, auch eine höhere Prävalenz an Diabetes-Erkrankungen aufweisen, denn aus einem solchen Arbeitsplatz resultiert häufig ein Bewegungsmangel mit Auswirkungen auf die Konstitution des betroffenen Individuums.

Ein weiteres Problem von Diabetes-Mellitus-Erkrankungen ist die Übersterblichkeit. Zwar konnte diese in den letzten Jahren auf Grund verbesserter Therapie-Konzepte und neuer medikamentöser Ansätze weiter reduziert werden, dennoch ist sie existent. Der häufigste Grund für die Übersterblichkeit ist das um den Faktor 2-4 erhöhte Risiko an einer kardiovaskulären Erkrankung zu versterben.

Allerdings ist auch darauf hinzuweisen, dass eine Diabetes-bedingte Übersterblichkeit nur bei Manifestation der Erkrankung bis zum 70. Lebensjahr auftritt. Danach wird die Übersterblichkeit durch andere altersbedingte Erkrankungen mit letalem Ausgang überdeckt.

Diabetes Mellitus Typ 2 geht allerdings nicht nur mit einer Übersterblichkeit einher, sondern ist auch mit erhöhter Morbidität verbunden. Typische Folgeerkrankungen sind Herz-, Gefäß- sowie Augenerkrankungen. Dadurch kommt es zu einem erhöhten Risiko für den Patienten im Laufe seiner Erkrankung zu erblinden. Das relative Risiko hierbei liegt bei 60,6 pro 100000 Lebensjahren im Vergleich zu 11,6 pro 100000 Lebensjahren bei einem gesunden Menschen. Des Weiteren kommt es häufiger zu Niereninsuffizienzen, die mit Dialyse-Pflichtigkeit enden oder Gefäßerkrankungen, die zum gefürchteten diabetischen Fuß-Syndrom führen können. Dieses endet häufig mit Teil- bzw. Totalamputationen einzelner Gliedmaßen mit den entsprechenden verheerenden Folgen für das Sozialleben des Betroffenen. Alle hier dargestellten Folgeerkrankungen sind in der Therapie sehr kostspielig und verteuern die Erkrankung Diabetes Mellitus Typ 2 durch ihr Auftreten noch einmal erheblich.

Aus diesen hier dargelegten Zahlen lässt sich die Wichtigkeit einer verbesserten Präventions-Politik sowohl in Europa als auch im Besonderen in Deutschland ableiten. Eine Früherkennung der Erkrankten bzw. eine grundsätzliche Vermeidung der Erkrankung ist essenziell um die Schäden für die Volkswirtschaft Deutschlands zu verringern.

4. Gesundheitsökonomische Folgen

Diabetes Mellitus Typ 2 ist eine kostspielige Erkrankung, nicht nur im Sinne einer Reduktion der Lebensqualität für den Betroffenen, sondern auch für die Volkswirtschaft im Allgemeinen.

Zu den Kosten für die Volkswirtschaft, die durch eine chronische Erkrankung entstehen, zählen nicht nur die direkten Kosten, die für die Akutbehandlung bzw. die medikamentöse Behandlung anfallen. Wichtig sind auch die indirekten Kosten, die aus Arbeitsausfall, frühere Arbeitsunfähigkeit, früheres Renteneintrittsalter, Rehabilitationskosten und sozialen Kosten (z.B. Wegfall von ehrenamtlichen Tätigkeiten, die vom Betroffenen vorher ausgeübt wurden)bestehen.

Arbeitsausfall, der eine häufige Folge von chronischen Erkrankungen ist, hat nicht nur Auswirkungen auf die Produktivität, sondern auch auf die Einnahmensituation des Staates. Durch die betroffenen Personen wird keine Lohnsteuer aufgebracht, des Weiteren geht in der Regel das Einkommen des betroffenen Haushaltes zurück, so dass auch weniger konsumiert wird und dadurch konsumabhängige Steuern geringer ausfallen. Des Weiteren kann auf Grund des länger andauernden Ausfalls einer einzelnen Person auch eine ganze Firma in Konkurs gehen, wenn diese in hohem Maße von der Arbeitsleistung dieser einzelnen Person abhängig ist. So etwas kann vor allem bei kleineren Familienunternehmen auftreten und damit auch die soziale Situation einer gesamten Familie extrem verschlechtern.

Des Weiteren löst die frühe Arbeitsunfähigkeit Zahlungen bei der Rentenkasse oder anderen Sozialversicherungsträgern aus, die vermieden werden könnten, wenn die Krankheit besser behandelt werden könnte.

Wie kostspielig die Behandlung von Diabetes Mellitus Typ 2 ist, kann man gut an einer Studie aus dem Jahre 2003 von Wissenschaftlern der TU München erkennen. Diese haben untersucht welche Kosten für die Therapie nur bei Kindern anfallen, wobei Kinder von Diabetes Mellitus Typ 2 relativ selten betroffenen sind. Alleine für diese sehr kleine Gruppe von Erkrankten lagen die Kosten bei 1,4 Millionen Euro in Deutschland, wobei dies nur die direkten Kosten für die Therapie darstellt. Indirekte Kosten sind hierbei nicht berücksichtigt, genauso wenig für Kosten für Folgeerkrankungen, die bei einer Erkrankung in so frühen Lebensjahren doch relativ wahrscheinlich sind und mit hohen Kosten einher gehen werden.

Betrachten wir nun einmal die Totalausgaben für Diabetes Mellitus die im Jahr 2009 in der Bundesrepublik Deutschland angefallen sind. So fallen 12 % aller Gesundheitsausgaben in Deutschland für Diabetes an (IDF 2009), berücksichtigt man nun, dass 90 – 95 % aller Diabetes Erkrankungen Diabetes Mellitus Typ 2 – Erkrankungen sind, so werden konservativ geschätzt für Diabetes Typ 2 10,8 % aller Gesundheitsausgaben aufgewandt. In den nächsten Jahren ist auf Grund des demographischen Wandels mit einer Verschärfung dieser Situation zu rechnen.

Auch aufstrebende Staaten sind schon mit sehr hohen Kosten im Bezug auf Ausgaben für Diabetes-Erkrankungen konfrontiert. So gibt z.B. Russland ca. 303,2 Milliarden US-$ im Jahr für diese Art von Erkrankungen aus, in China sind es sogar 555,7 Milliarden US-$ und in Indien 336,6 Milliarden US-$. Dabei ist zu berücksichtigen, dass eine solch hohe Kostenlast in Staaten, die sich noch in der wirtschaftlichen Entwicklung befinden, das System noch mehr belastet als es in bereits hoch entwickelten Staaten der Fall ist. In Schwellenländern kann durch das Auftreten von chronischen Erkrankungen das Wachstum gebremst werden und so die starke wirtschaftliche Weiterentwicklung abgeschwächt werden.

Im europäischen Vergleich hat Deutschland absolut die höchsten Ausgaben, was aber mit der hohen Einwohnerzahl zu begründen ist. Rechnet man die Pro-Kopf-Ausgaben für Diabetes aus, so zeigt sich, dass Deutschland maximal im europäischen Mittelfeld liegt. Länder wie Österreich oder Luxemburg geben pro Kopf weitaus mehr für die Behandlung von Diabetes Mellitus aus, was aber zum Teil auf reine Vorhaltekosten zurückzuführen ist, als auch mit einem generell höheren Ausgabenniveau im Gesundheitssystem zusammenhängt.

5. Soziale Folgen der Erkrankung

Diabetes Mellitus Typ 2 ist eine chronische Erkrankung, daher ist keine Ausheilung der Erkrankung zu erwarten. Für den Patienten bedeutet dies eine doppelte Belastung. Er muss sich nicht nur mit der akuten Krankheitssituation beschäftigen und diese bewältigen, sondern auch noch verarbeiten, dass sich mit der Erstdiagnose vieles im Leben des Betroffenen ändern wird.

Diese Veränderungen betreffen zu aller erst den Lebenswandel, auf einmal darf der Betroffene nicht mehr alles essen, muss sich mehr bewegen, ist insgesamt körperlich eingeschränkt. In zweiter Folge wirkt sich eine solche Erkrankung natürlich auch auf die familiäre Situation des Patienten aus. Alle näheren Angehörigen müssen sich mit den Veränderungen im Lebensstil des Patienten arrangieren und natürlich auch verarbeiten, dass eine Erkrankung dieser Art mit einem signifikant höheren Risiko an Folgeerkrankungen zu erkranken einhergeht, sowie eine Verkürzung der Lebenserwartung mit sich bringt.

Aber nicht nur auf der individuellen Ebene bringt eine Erkrankung an Diabetes Mellitus Typ 2 erhebliche Einschränkungen und Probleme mit sich. Auch für die gesamte Gesellschaft ist Diabetes ein Problem. Wie in Kapitel 4 bereits angesprochen, kommt es durch Diabetes zu einer erheblichen Ausgabenlast für das Gesundheitssystem, die im Rahmen des Solidarprinzips durch alle Mitglieder der Gesellschaft finanziert werden muss. Des Weiteren ist die Wirtschaft durch einen höheren Krankenstand ebenfalls von dieser Erkrankung betroffen, ein weiteres Problem in diesem Zusammenhang ist die Dauer der Fehlzeit des Mitarbeiters für das Unternehmen. Bei chronischen Krankheiten kann man davon ausgehen, dass die Zahl und Dauer der Krankschreibungen ansteigt. Dies wiederum belastet das Unternehmen finanziell als auch die übrigen Mitarbeiter emotional, da diese die fehlende Arbeitskraft auffangen müssen. Dies kann in kleinen und mittelständischen Unternehmen sogar so weit führen, dass der Krankenstand generell ansteigt und so die Belastung für das Unternehmen exponentiell ansteigt.

Die Ausgabenlast für das Gesundheitssystem und damit für die Solidargemeinschaft ist aber nicht nur auf die Akutbehandlung der Erkrankung beschränkt. Wie bei chronischen Erkrankungen üblich, kommt es ebenfalls zu hohen Ausgaben für Folgeerkrankungen (im Fall von Diabetes hauptsächlich Erkrankungen des Kreislauf-Systems) und damit wiederum verbundenen Arbeitsunfähigkeiten, sowie auch Ausgaben für Rehabilitation und Kuraufenthalte.

Man kann folglich festhalten, dass je höher die Prävalenz von chronischen Krankheiten in einer Gesellschaft ist, desto höher ist auch der Grad der sozialen Belastung, teilweise für das gesamte System, aber auch auf familiärer Ebene. Aus diesem Grund sollte man bei einer Therapie die Komponente des sozialen Gefüges nicht außer Acht lassen.

6. Ziele bei der Diabetes-Bekämpfung

Auf Grund des verstärkten Auftretens von Diabetes-Erkrankungen in Deutschland, aber auch weltweit, sowie den demographischen Veränderungen die mit einer weiteren Erhöhung der Diabetes-Prävalenz einhergehen werden, ist es sehr wichtig Ziele zu definieren um die Prävalenz von Diabetes Mellitus einzudämmen bzw. auch die Zahl der Folgeerkrankungen zu reduzieren. Diese Ziele sind selbstverständlich ständig auf ihren Erfolg zu kontrollieren und gegebenenfalls an die aktuellen Gegebenheiten anzupassen.

Zu den Zielen, die bei der Bekämpfung von Diabetes Mellitus gehören zu allererst die Reduktion Prävalenz sowie der Inzidenz, das heißt die Reduktion des Gesamtvorkommens der Erkrankung in der Gesellschaft sowie die Reduktion der Zahl der Neuerkrankungen. Dieses Ziel ist nur mit einem durchdachtem Präventionsprogramm zu erreichen, welches dann konsequent angewendet werden muss.

Mit einem Präventionsprogramm, das sowohl aus Primär-, Sekundär- und Tertiärprävention bestehen muss, ist es auch möglich die Überlebensdauer und die Überlebenswahrscheinlichkeit zu erhöhen. Des Weiteren kann man das Ziel einer kosteneffizienten Therapie besser erreichen, wenn man die Früherkennung der chronischen Erkrankungen verbessert und so das Auftreten von kostenintensiven Folgeerkrankungen reduzieren kann. Ein weiteres erklärtes Ziel neben der Kosteneffizienz muss auch die Erhöhung der Lebensqualität der Betroffenen sein.

Dafür ist es nötig in Rehabilitationsprogramme zu investieren und die Gesamtmorbidität zu senken. Auch Hilfestellungen in Bereichen des Alltags die vielleicht nicht mehr alleine von den Patienten bewältigt werden können muss gewährleistet werden.

Um die oben genannten Ziele zu erreichen ist Diabetes Mellitus Typ 2 in die Gesundheitsziele des Bundes aufgenommen worden. Diese Ziele sind wie ein Präventionsprogramm aufgebaut. Ziel 1 ist die Primärprävention, Ziel 2 die

Sekundärprävention und Früherkennung und Ziel 3 betrifft die Behandlung und Rehabilitation.

Ziel 1 hat als Programminhalte die Schärfung des Bewusstseins der Menschen, besonders im Bezug auf Ernährungsrisiken sowie die Etablierung von Gesundheitsfördernden Maßnahmen, besonders für Risikogruppen. Dadurch soll eine Verhaltensänderung in der deutschen Bevölkerung erreicht werden, was langfristig zu einer Reduktion der Inzidenz von Diabetes-Erkrankungen beitragen wird.

Ziel 2 beschreibt die Erkennung von Diabetes Mellitus Typ 2 in Frühstadien, in denen noch keine Folgeerkrankungen eingetreten sind. Dadurch ist es möglich die Morbidität der Erkrankung abzumildern, die Kosten für das Gesundheitssystem zu reduzieren, die Arbeitsfähigkeit zu erhalten und die Lebensqualität des Betroffenen stark zu erhöhen. Erreicht werden soll dies durch verbesserte Strukturen im Gesundheitssystem und durch den gezielten Einsatz qualitätsgesicherter Maßnahmen zur Früherkennung. Wichtig hierbei ist es, in der Bevölkerung die Akzeptanz von Früherkennungsmaßnahmen zu erhöhen und dadurch eine verbesserte Compliance zu erreichen.

Ziel 3 umfasst die Behandlung und Rehabilitation von bereits erkrankten Personen. Dabei soll die Lebensqualität der Betroffenen erhöht sowie das Risiko einer Verschlechterung des Gesundheitszustandes gesenkt werden. Entscheidend hierbei ist eine wohnortnahe Versorgung der Betroffenen sowie die Integration einer psychosozialen Komponente in das Versorgungskonzept, da durch diese Maßnahme die Compliance der Patienten erhöht wird und die Akzeptanz der Erkrankung im sozialen Gefüge verstärkt werden kann.

Zur Umsetzung der oben skizzierten Ziele wurde in den Katalog der Gesundheitsziele eine ganze Reihe von sogenannten Startermaßnahmen aufgenommen. Diese umfassen einen Informationskampagne, welche die Bevölkerung für einen gesunden Lebensstil motivieren soll. Des Weiteren soll bundesweit ein sogenanntes „Diabetes-2-Mobil" eingesetzt werden, das vergleichbar zu den bereits existierende Mammographie-Screening-Mobilen, eine Früherkennung in der Fläche möglich macht.

Selbstverständlich ist es unerlässlich alle Maßnahmen, die im Rahmen der Umsetzung der Gesundheitsziele eingeführt werden sollen, vorher durch anerkannte Strukturen des Health-Technology-Assessment auf ihre Kosteneffizienz zu überprüfen und gegebenenfalls neu zu überdenken.

Sobald die Strukturen zur Früherkennung bereit stehen ist es unerlässlich die Bevölkerung auf diese aufmerksam zu machen. Zu diesem Zweck ist der Einsatz von

Massenmedien geplant (TV- & Printkampagnen). Des Weiteren sollen im verstärkten Maße Patientenschulungen durchgeführt werden, wodurch das Verständnis für die eigene Erkrankung gesteigert werden und somit ein gesünderer Lebenswandel erreicht werden kann.

Alle diese Maßnahmen müssen einer ständigen und kompetenten Evaluation unterzogen werden, um gegebenenfalls die Programminhalte an aktuelle Entwicklungen anpassen zu können.

7. Präventionskampagnen und Anregungen

Der Bund ist nicht die einzige Institution, die an der Umsetzung einer Präventionskampagne arbeitet. Andere Institutionen sind schon stark im Bereich in diesem Bereich involviert.

So gibt die Deutsche-Diabetes-Gesellschaft regelmäßig einen Leitfaden zur Prävention von Diabetes Mellitus heraus. Der Verband der Betriebskrankenkassen evaluiert kontinuierlich die Disease-Management-Programme in den verschiedenen Bundesländern und regt gegebenenfalls Verbesserungen an.

Aus meiner Sicht gibt es verschiedene Anregungen für den Bereich der Prävention, die einer verstärkten Umsetzung bedürfen.

Zu aller erst ist hier die Umsetzung gesundheitsfördernder Maßnahmen bereits im Kindesalter zu nennen. Viele Präventionsprogramme befassen sich mit der Vorbeugung von Diabetes-Erkrankungen im gehobenem Erwachsenenalter, da dort die höchste Zahl an Neuerkrankungen vorliegt. Aber auch in diesen Fällen liegt der Grundstein für die Neuerkrankung in einem Fehlverhalten, das schon im Kindesalter begonnen hat. Daher ist eine gezielte Bewegungsförderung im Kindesalter sowie die Erziehung hin zu gesundem Essen unabdingbar für einen weiteren gesunden Lebensweg.

Ein weiterer Baustein wäre die Förderung von gesunden Speisen am Arbeitsplatz. Durch den Kostendruck, dem alle Unternehmen, aber auch öffentliche Einrichtungen ausgesetzt sind, kommt es häufig zu Einsparungen im Bereich der Kantinenverpflegung der Mitarbeiter. Dabei ist eine gesunde Ernährung ein wichtiger Baustein für die Erhaltung der Arbeitsfähigkeit der Mitarbeiter und auch aus Sicht der Arbeitnehmermotivation als förderlich anzusehen.

Generell muss es zu einem Umdenken kommen, weg vom Convenience-Food hin zu einer gesunden Ernährung und zu mehr Bewegung. Dies alles kann im Rahmen von Bonusprogrammen, die bereits heute von den Krankenkassen aufgelegt werden, stärker gefördert werden. Es muss gelingen die Emotionen der einzelnen Personen anzusprechen und so den gesunden Lebenswandel „in" werden zu lassen. Hat man dies erst einmal erreicht, so wird das Gesundheitsbewusstsein in der Gesellschaft ganz von alleine anfangen zu steigen, was wiederum einen positiven Einfluss auf die Inzidenz von chronischen Erkrankungen (Diabetes Mellitus Typ 2 eingeschlossen) haben wird.

Interessant wäre es auch die Verbesserung des Behandlungserfolges bei Behandlung von Patienten an zertifizierten Diabeteszentren im Vergleich zu Patienten in konventioneller Betreuung, zu vergleichen. Hierbei kann man eine flächendeckende Versorgung durch gezielte Einbeziehung von diabetologischen Ambulanzen von Krankenhäusern in strukturschwachen Regionen sicherstellen. Es ist durchaus vorstellbar, dass durch eine solche flächendeckende qualitätsgesicherte Versorgung eine starke Verbesserung des Outcomes der betroffenen Patienten erreicht werden kann. Was zu einer Verbesserung der Lebensqualität und gleichzeitig zu einer Kosteneinsparung für das Gesundheitssystem, durch die Reduktion von Folgeerkrankungen, führen würde.

8. Fazit

Es ist unumstritten, dass die Prävalenz von Diabetes Mellitus Typ 2 – Erkrankungen zur Zeit stark ansteigt und auch in näherer Zukunft auf Grund des demographischen Wandels weiter ansteigen wird. Damit gehen steigende Kosten im Bereich des Gesundheitssystems einher, nicht nur durch die steigende Prävalenz sondern auch durch Innovationsschübe (zum Beispiel neue Insulinanaloga), die nur abgefedert werden können, wenn man die Kosteneffizienz des gesamten Systems erhöht und die Inzidenz der Erkrankung senkt.

Die Inzidenz der Erkrankung kann man allerdings nur senken indem man die Prävention steigert. Das heißt, dass man Programme zur Gesundheitsförderung einführen bzw. ausbauen muss. Entscheidend hierfür sind Programme, die hohen Wert auf sportliche Betätigung und gesunde Ernährung legen.

Durch Präventionsprogramme kann sowohl die Lebensqualität der Betroffenen gesteigert, als auch das Gesundheitssystem entlastet werden. Entscheidend dabei ist die ständige Evaluation der durchgeführten Programme um diese an die neuesten Erkenntnisse des wissenschaftlichen Forschungsstandes anzupassen und damit kosteneffizient zu bleiben.

Der Schlüssel zu einer erfolgreichen Diabetes Mellitus – Strategie liegt folglich in einem überzeugenden Präventionsprogramm. Mit einem solchen Programm kann man sowohl dem Patienten aus individueller Sicht als auch dem System als Ganzem gerecht werden.

Literaturverzeichnis

Baenkler, H.-W.; et al. (2007). Kurzlehrbuch Innere Medizin. Stuttgart: Thieme Verlag

Bundesministerium für Gesundheit (2007). Gesundheitsziele.de. Berlin

International Diabetes Federation (2009). Diabetes Atlas. Fourth Edition. Brüssel

Knopf, H.; et al. (1999). Sozialschicht und Gesundheit. Gesundheitswesen 61: S. 169-177

Robert-Koch-Institut (2005). Gesundheitsberichterstattung des Bundes. Heft 24. Bonn

Schwartz, F.W.; et al. (2003). Das Public Health Buch. München: Urban & Fischer Verlag